# BEI GRIN MACHT SICH IHR WISSEN BEZAHLT

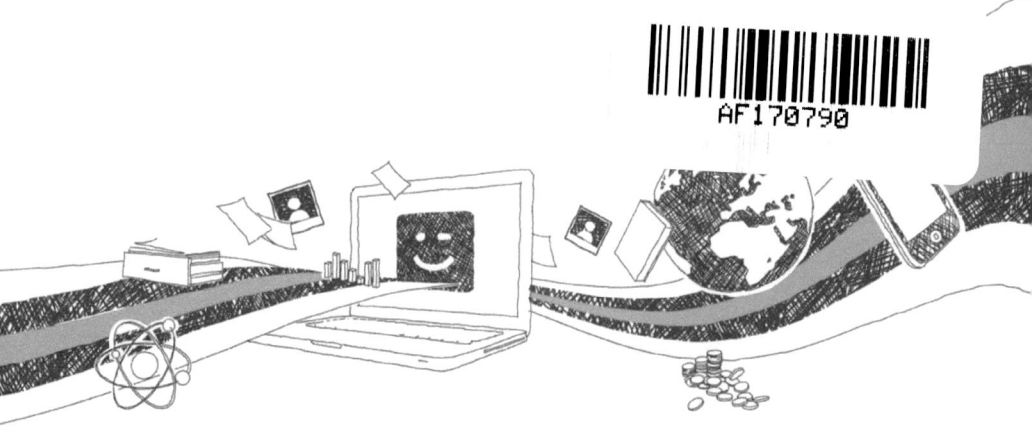

- Wir veröffentlichen Ihre Hausarbeit, Bachelor- und Masterarbeit

- Ihr eigenes eBook und Buch - weltweit in allen wichtigen Shops

- Verdienen Sie an jedem Verkauf

**Jetzt bei www.GRIN.com hochladen und kostenlos publizieren**

**Bibliografische Information der Deutschen Nationalbibliothek:**

Die Deutsche Bibliothek verzeichnet diese Publikation in der Deutschen Nationalbibliografie; detaillierte bibliografische Daten sind im Internet über http://dnb.d-nb.de/ abrufbar.

Dieses Werk sowie alle darin enthaltenen einzelnen Beiträge und Abbildungen sind urheberrechtlich geschützt. Jede Verwertung, die nicht ausdrücklich vom Urheberrechtsschutz zugelassen ist, bedarf der vorherigen Zustimmung des Verlages. Das gilt insbesondere für Vervielfältigungen, Bearbeitungen, Übersetzungen, Mikroverfilmungen, Auswertungen durch Datenbanken und für die Einspeicherung und Verarbeitung in elektronische Systeme. Alle Rechte, auch die des auszugsweisen Nachdrucks, der fotomechanischen Wiedergabe (einschließlich Mikrokopie) sowie der Auswertung durch Datenbanken oder ähnliche Einrichtungen, vorbehalten.

**Impressum:**

Copyright © 2018 GRIN Verlag
Druck und Bindung: Books on Demand GmbH, Norderstedt Germany
ISBN: 9783668905726

**Dieses Buch bei GRIN:**

https://www.grin.com/document/459847

Damaris Lahmann, Karin Teschke

# Wie beeinflusst das Tragen von Säuglingen mit Tragehilfe deren Entwicklung? Eine Untersuchung möglicher Folgen für Eltern und Kind

GRIN Verlag

**GRIN - Your knowledge has value**

Der GRIN Verlag publiziert seit 1998 wissenschaftliche Arbeiten von Studenten, Hochschullehrern und anderen Akademikern als eBook und gedrucktes Buch. Die Verlagswebsite www.grin.com ist die ideale Plattform zur Veröffentlichung von Hausarbeiten, Abschlussarbeiten, wissenschaftlichen Aufsätzen, Dissertationen und Fachbüchern.

**Besuchen Sie uns im Internet:**

http://www.grin.com/

http://www.facebook.com/grincom

http://www.twitter.com/grin_com

# Wie das Tragen von Säuglingen mit Tragehilfen deren Entwicklung beeinflusst

Erstellt von:

Damaris Lahmann

Karin Teschke

Im Studiengang:

B.Sc. Hebammenkunde

WS 2017/2018

Fulda, 29.01.2018

# Inhalt

1 Einleitung .................................................................................................. 1

2 Tragen im Alltag ...................................................................................... 3

    2.1 Mensch als Tragling ......................................................................... 3

    2.2 Korrektes Tragen ............................................................................. 3

    2.3 Tragemöglichkeiten ......................................................................... 5

3 Einfluss auf Eltern Kind Bindung .......................................................... 8

    3.1 Bindungsaufbau ............................................................................... 8

    3.2 Sichere Bindung – Stärkung für das ganze Leben ........................... 9

4 Einfluss auf körperliche Entwicklung .................................................. 11

    4.1 Hüftdysplasie-Prophylaxe .............................................................. 11

    4.2 Rückengesundheit ......................................................................... 12

    4.3 Förderung der Entwicklung von Motorik und Sinnesorganen ........ 13

5 Weitere Fakten ....................................................................................... 14

    5.1 Kosten ............................................................................................ 14

    5.2 Sauerstoffversorgung .................................................................... 14

    5.3 Verwöhnen .................................................................................... 15

    5.4 Umsetzen des Erlernten ................................................................ 15

6 Fazit ........................................................................................................ 17

Abbildungsverzeichnis ............................................................................. 19

Tabellenverzeichnis .................................................................................. 20

Literaturverzeichnis .................................................................................. 21

# 1 Einleitung

Das Tragen von Babys stellt seit jeher eine Möglichkeit dar, sein Kind überall hin mitzunehmen (Renz-Polster 2010a: 6). Gerade in Gegenden der Welt, die unwegsam sind, ist es oft die einzige und sicherste Möglichkeit, das Baby zu transportieren. Die einzelnen Kulturen haben entsprechend dem Klima, in welchem sie wohnen, verschiedenste Tragehilfen entwickelt (Fontanel/Harcourt 2008: 107ff). In Industrieländern mit guten Straßen dagegen ergibt sich immer wieder die Frage, ob Tragen überhaupt eine gute Sache für Eltern und Kind ist oder ob es sich dabei um eine altmodische, unmoderne oder gar schädigende Art der Fortbewegung handelt (Renz-Polster 2010b: 326). Diese Recherche befasst sich mit den verschiedenen Aspekten des Tragens.

Ein Blick auf die historische Entwicklung zeigt, dass es sich beim Tragen keineswegs um eine neue Entwicklung handelt, sondern dies durchgehend zum normalen Handling gehört. Bis heute tragen zwei Drittel der Weltbevölkerung ihre Kinder (Kavruk 2010: 3) und auch in unserem Kulturkreis wurden Kinder bis vor etwa 150 Jahren überwiegend getragen (Salis 2010: 215). Kirkilionis (2008: 38f) sieht einen Grund Kinder auch heute zu tragen darin, dass wir genetisch gesehen immer noch auf der Stufe der Jäger und Sammler sind. Diese nomadische Lebensweise führte dazu, dass Kinder immer mit unterwegs waren und auch unsere körperliche Prädisposition als Säugling genetisch dem Getragenwerden am besten angepasst wurde. Sie vermutet, dass die angeborene Hüftdysplasie (HD) des Säuglings mit dem nicht stattfindenden Tragen in Verbindung gebracht werden kann (Kirkilionis 2008: 38f).

Wenn man die Entwicklung des Kinderwagens betrachtet, findet man die Information, dass erst „1880 Modelle auf den Markt kamen, in denen der Säugling liegen konnte." (Amstutz-Sandhofer 2010: 15). Somit ist der Transport von Babys in Kinderwagen eine Erscheinung des vorletzten Jahrhunderts im Zuge der technischen Entwicklung und wurde vor allem am Anfang als ein Statussymbol der besserverdienenden Bevölkerung gesehen (Kavruk 2010: 3). Kinder wurden aber auch weiterhin getragen und mit dem Einzug der Hippiebewegung und der Rückbesinnung auf körperliche Nähe rückte das Tragen erneut in den Fokus der Eltern (Kavruk 2010: 2). Heute ist das Angebot an verfügbaren Tragehilfen sehr groß und es ergibt sich eher ein Problem, gute von schlechten Tragehilfen zu unterscheiden. Es werden zusätzlich spezielle Sonderoutfits angeboten, um das Baby zum Beispiel auch im Winter unter einer dicken Jacke tragen zu können. All dies zeigt, wie sehr dieses Thema in den Fokus von Familien gerückt ist.

Das wachsende Interesse junger Familien spiegelt sich in der Themenfindung dieser Arbeit. Hebammen werden immer wieder in der Schwangeren- und besonders in der Wochenbettbetreuung von den Frauen und Familien angesprochen, um über das Tragen zu informieren und darin zu unterstützen. Hierbei kommen oft Unsicherheiten oder sogar Ängste zur Sprache, wie zum Beispiel die Angst vor einem Verwöhnen des Säuglings, eventuelle negative Auswirkungen auf die körperliche Entwicklung oder Haltungsschäden, die durch das Tragen erst hervorgerufen werden. Die Eltern wünschen Informationen über das richtige Tragealter des Säuglings und die verschiedenen Tragemöglichkeiten sowie Tragetücher oder fertige Tragen. Demzufolge beschäftigt sich diese Recherche mit der Frage „Wie das Tragen von Säuglingen deren Entwicklung beeinflusst" und zwar unter den Aspekten Bindungsaufbau und körperliche Entwicklung.

Für diese Literaturrecherche wurden hauptsächlich die Datenbanken MEDLINE (PubMed), EMBASE und MIDIRS genutzt. Als Suchbegriffe wurden die Schlagworte „hip dysplasia", „infant", „sling", „skin-to-skin", „oxytocin", „carrying", „piggyback" und „bonding" verwendet. Diese ergaben in Verbindung mit den Boolschen Operatoren AND und OR kaum Ergebnisse. Mit der freien Internetrecherche bei google scholar und google mit den Schlagworten „Baby", „Tragen", „Tragehilfe", „Hüftdysplasie", „Bonding" und „Bindungsaufbau" wurde Literatur für diese Arbeit gefunden. Zusätzlich konnten Treffer bei der Bibliotheksrecherche im Fuldaer Informations- und Literaturportal (FILIP) unter den Stichwörtern „Bonding", „Neugeborene", „Tragen Baby" und „Hüftdysplasie Baby" erreicht werden. Durch Sichtung von Referenzlisten ergab sich weiteres Material.

## 2 Tragen im Alltag

### 2.1 Mensch als Tragling

Die Begriffe Nestflüchter und Nesthocker sind seit langem bekannt, jedoch lässt sich der menschliche Säugling keinem dieser Begriffe zuordnen. 1970 wurde durch den Verhaltensforscher B. Hassenstein der Begriff des Traglings geprägt (Hartz et al. 2012: 11). Zu unterscheiden sind passive Traglinge bei den Beuteltieren und aktive Traglinge z.B. bei den Primaten. Der menschliche Säugling bildet eine Sonderform. Nach einer langen intrauterinen Tragzeit besitzt er recht leistungsfähige Sinnesorgane (Augen, Nase, Ohr, Haut, das propriorezeptive System), kann sich aber nicht bzw. nur eingeschränkt fortbewegen (Hartz et al. 2012: 8). Es gibt nur noch einen rudimentären Greif/Klammerreflex, was aber der (fast) nicht mehr vorhandenen Körperbehaarung beim Menschen entspricht. Dazu kommt, dass der menschliche Fuß als Lauffuß angelegt und nicht mehr zum Greifen bestimmt ist (Kirkilionis 2013: 24f). Die Entwicklung des Säuglings zum Tragling entspricht den Lebensbedingungen unserer Vorfahren als Jäger und Sammler, deren genetische Ausstattung auch dem heutigen Menschen entspricht (Kirkilionis 2008: 38ff).

Der Säugling zeigt aktiv seine Tragebereitschaft durch das Zusammenlegen der Fußsohlen in Rückenlage und die aktive Einnahme der Anhock-Spreiz-Haltung (ASH; Beine werden im Hüft- und Kniegelenk gebeugt und etwas gespreizt) beim Aufheben (Kirkilionis 2013 :31). Der menschliche Tragling klammert sich altersentsprechend mit seinem gesamten Bein aktiv fest, was vor allem beim Tragen auf der Hüfte gut zu beobachten ist (Kirkilionis 2013: 33f), besonders wenn eine unvorhergesehene Bewegung des Tragenden stattfindet (Kirkilionis 2008: 44). Die Einnahme der ASH kann man bei Babys in den ersten Wochen regelmäßig beobachten, bei älteren Kindern verschwindet die automatische Einnahme der Stellung allerdings, wenn sie nicht regelmäßig getragen werden (Kirkilionis 2013: 32f).

### 2.2 Korrektes Tragen

Verschiedene Aspekte sind beim korrekten Tragen zu beachten. Im Gegensatz zur Wirbelsäule eines Erwachsenen, die eine Doppel-S-Form hat, kommt das Baby mit einer Totalkyphose (Wirbelsäule hat eine C-Form) auf die Welt (Wehrstedt 2011: 254). Da dies für den Säugling eine physiologische Haltung ist und die Doppel-S-Form sich erst nach und nach im ersten Lebensjahr mit entstehender Kopfkontrolle entwickelt, ist es wichtig, dem Baby beim Tragen auch genau diesen runden Rücken zu ermöglichen (Wehrstedt 2011: 254). Die kindliche Wirbelsäule soll beim Tragen in einer Beugehaltung sein, damit das Becken aufgerichtet ist und die Beine sich in der ASH befinden. Dafür muss die Tragehilfe den Rücken gut stützen und den Säugling fest an den Oberkörper des Tragenden binden, damit der Rücken des Säuglings nicht in sich zusammensackt. Zusätzlich ist es wichtig, bei jungen Säuglingen darauf zu achten, dass der Kopf gut gestützt ist (Götz 2008: 49).

Um eine optimale Einstellung des noch unreifen Hüftgelenkes zu erreichen (weitere Erläuterungen dazu in Kapitel 4.1), sollen sich die Knie des Säuglings auf der Höhe seines Bauchnabels befinden und das Tuch bis kurz oberhalb des Kniegelenkes gehen (Hartz et al. 2012: 55), so dass das Kniegelenk immer noch frei beweglich ist (Fettweis 2010: 57). Es gibt Richtwerte für Abspreiz- und Beugewinkel, die jedoch abhängig von der Größe und Statur des Tragenden und dem Alter des Kindes etwas variabel sind (Fettweis 2010: 56). Hartz et al. (2012: 56) weisen auf eine korrekte Haltung der kindlichen Arme hin. Diese sollen sich vor der Brust des Säuglings befinden (Hartz et al. 2012: 56). Eine gute Darstellung der korrekten Position von Beinen und Rücken beim getragenen Säugling ist in Abbildung 1 zu sehen.

Entsprechend der angeführten Gründe gibt es auch die Gefahr einen Säugling unphysiologisch zu tragen. Die „Rücken-an-Bauch-Haltung" (Baby blickt in Gehrichtung) bedingt eine Lordose-Stellung des Rückens (Streckung, bzw. Beugung der Wirbelsäule nach ventral), im Gegensatz zur angestrebten Kyphose (Beugung nach dorsal). Dabei wird das Becken des Kindes in die falsche Richtung gekippt und die Beine werden in den Hüftgelenken gestreckt. Dies wirkt sich ungünstig auf die Entwicklung der Hüfte aus (s. Kapitel 4.1). Erschwerend kommt eine ungünstige potentielle Reizüberflutung hinzu, der der Säugling ausgeliefert ist (Götz 2008: 49).

**ABBILDUNG 1: KORREKTE TRAGEPOSITION**

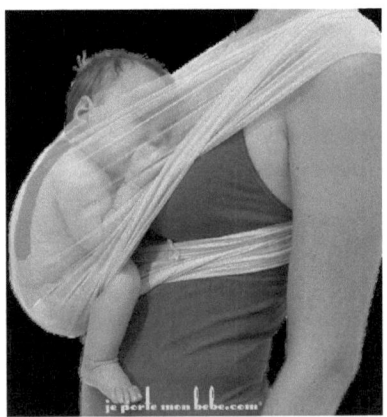

*(Quelle: www.jeportemonbebe.com)*

## 2.3 Tragemöglichkeiten

In Deutschland sind verschieden Tragemöglichkeiten bekannt, diese lassen sich grob in drei Kategorien aufteilen: Tragen ohne Hilfsmittel, Tragen mit Tragetuch oder Tragen mit Trage. Das Tragen ohne Hilfsmittel beschreibt die alltägliche, situationsabhängige Weise, das Kind ohne Hilfsmittel auf den Arm und an den Körper zu nehmen. In den Abbildungen 2 und 3 sind physiologische Trageweisen ohne Hilfsmittel zu sehen.

**ABBILDUNG 2: TRAGEN AUF DEM UNTERARM**

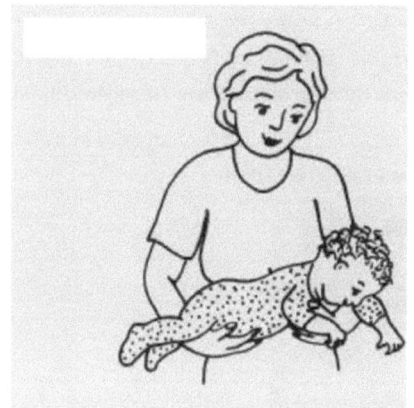

*(Quelle: www.elternwissen.com 2018a)*

**ABBILDUNG 3: TRAGEN AUF DEM UNTERARM**

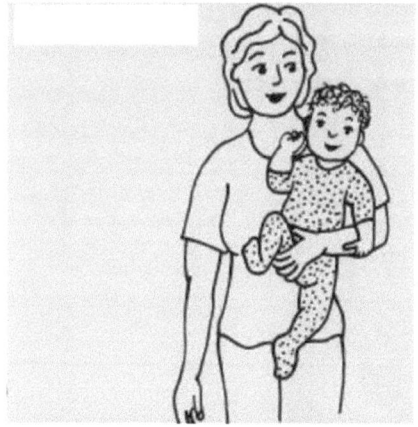

*(Quelle: www.elternwissen.com 2018b)*

Das Tragen im Tragetuch ist die bekannteste Trageweise mit Hilfsmitteln, hierzu werden bestimmte Bindetechniken angewandt, die dem jeweiligen Alter und Entwicklungsstand des Kindes entsprechen. Bei der Qualität des Tuches gibt es (Hoppediz 2018) zwei verschiedene Varianten, das klassisch gewebte oder das elastische Tuch. Beide bestehen aus 100% möglichst schadstoffgeprüfter Baumwolle und sind bei 60°C waschbar. Das klassische Tuch, welches in Abbildung 4 zu sehen ist, ist in einer speziellen Kreuzköperbindung gewebt, wodurch es querelastisch und gleichmäßig dehnbar ist. Durch diese spezielle Webtechnik des Stoffes bleibt der Säugling fest eingebunden. Bei dem Gewicht des Traglings gibt es keine Einschränkung, es wird sogar Empfohlen, es im Anschluss an die Tragzeit als Hängematte für die ganze Familie zu Nutzen. Das elastische Tuch, wie in Abbildung 5, dagegen ist deutlich weicher und leichter zu tragen, wird aber nur für eine Nutzung bis zu einem Tragegewicht von 9 kg empfohlen (Hoppediz 2018).

**ABBILDUNG 4: TRAGEN IM GEWEBTEN TUCH**

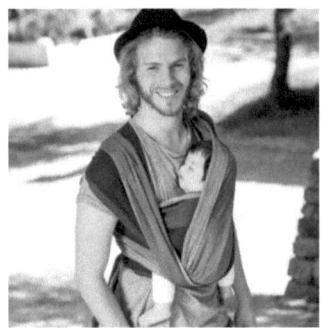

*(Quelle: www.hoppediz.de 2017)*

**ABBILDUNG 5: TRAGEN IM JERSEYTUCH**

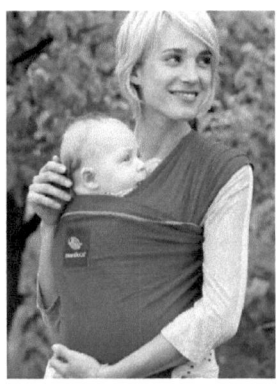

*(Quelle: www.manduca.de 2017)*

Das Tragen mit Trage (Marsupi 2018) bietet den Eltern die Möglichkeit, ohne große Vorkenntnisse die Trage umzuschnallen und das Kind darin zu positionieren. Die Tragen sind immer nach dem gleichen Prinzip aufgebaut: Ein Hüftgurt liegt den Eltern eng um die Hüfte und trägt die Hauptlast des Gewichtes, das Rückenteil stützt den kindlichen Rücken und zwei Gurte verlaufen über den Schultern der Eltern. Unterschiedlich ist vor allem die Befestigungstechnik, manche sind mit Klettverschlüssen, wie das Tragesystem in Abbildung 6, andere mit Schnallen, zu sehen auf Abbildung 7, oder zum Binden. Beim Tragen in der Trage ist auf eine gute Passform zu achten, der Rücken des Kindes soll gut gestützt sein, der Hüftgurt muss eng anliegen und die Schultergurte dürfen nicht einschneiden oder drücken. Größtenteils bestehen die Tragen aus 100% Baumwolle, manchmal mit einem Oberstoff aus Hanf-/Baumwolle und sind bei 60°C waschbar (Marsupi 2018).

**ABBILDUNG 6: TRAGEN MIT MARSUPITRAGE**

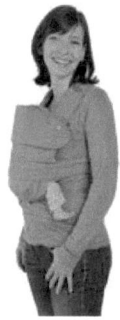

*(Quelle: www.babymarkt.de)*

**ABBILDUNG 7: TRAGEN MIT MANDUCATRAGE**

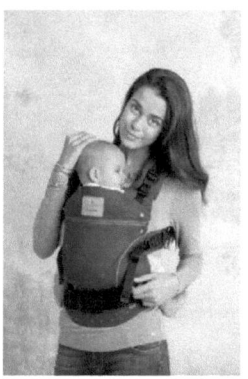

*(Quelle: www.manduca.de 2018)*

# 3 Einfluss auf Eltern Kind Bindung

## 3.1 Bindungsaufbau

Um das Tragen des Kindes in Bezug auf die emotionale Bindung betrachten zu können, muss als Erstes geschaut werden, welche Voraussetzungen zur Bindung nötig sind. Hier lässt sich klar feststellen, dass das Hormon Oxytocin unabdingbar ist. So beschreibt Gresens (2016: 21), dass Oxytocin das Wohlfühl- und Bindungshormon sei, welches Angst reduziert, sowie Vertrauen und emotionale Bindung fördert. Oxytocin ist immer bei angenehmen Berührungen wie Hautkontakt involviert (Gresens 2016: 21).

Weiter führt Gresens (2016: 22) die Wirkweise des Hormons aus. Oxytocin reduziert das Stresshormon Cortisol und die Aktivität des sympathischen Nervensystems, welches den Körper bei Stress und Belastung in höchste Leistungsbereitschaft versetzt. Stattdessen wird durch Oxytocin das parasympathische Nervensystem aktiviert. Dieses wirkt beruhigend, senkt den Blutdruck, verlangsamt die Herzfrequenz, entspannt die Skelettmuskulatur, fördert die Verdauungsfunktionen und macht weniger aggressiv und reizbar (Gresens 2016: 22).

Auch Uvnäs-Moberg (2014: 85) beschreibt diese Wirkweise, dass ebenso wie kurz nach der Geburt jeder Hautkontakt zwischen Baby und Eltern entspannend wirkt und dadurch die soziale Interaktion stimuliert und als Folge Oxytocin produziert wird. Das Oxytocin senkt die Cortisolspiegel im Blut, verringert den Tonus und lässt die Hauttemperatur des Babys ansteigen. Alle diese Effekte senkten gemeinsam das Stresslevel des Kindes (Uvnäs-Moberg 2014: 85).

Daraus ergibt sich eine sehr gut bei Amstutz-Sandhofer (2010: 15) beschriebene Konsequenz, was passiert, wenn ein Kind getragen wird und es plötzlich einem lauten Geräusch ausgesetzt ist. Durch den direkten Kontakt und die gemeinsame Bewegung überträgt sich der Spannungszustand sofort. Wenn zum Beispiel die Mutter erschrickt und dabei ihre Körperspannung erhöht, passiert das Gleiche beim Kind. Die Mutter kann die Situation aufgrund ihrer Erfahrung mehr oder weniger einschätzen und beruhigt sich wieder. Dadurch senkt sich ihre Spannung. Das Baby folgt dieser Bewegung und kann die Spannung auch senken. So lernt das Kind, was beängstigend ist und wovor es keine Angst zu haben braucht (Armstutz-Sandhofer 2010: 15).

Auch Kirkilionis (2013: 15) beschreibt, dass die Nähe der Eltern dem Baby Geborgenheit, Ruhe und Sicherheit vermittelt. Diese Sicherheit bleibt bis weit über das Säuglingsalter gültig (Kirkilionis 2013: 15).

Am besten werden die kindlichen Bedürfnisse am Körper seiner Mutter oder eines anderen Erwachsenen befriedigt stellt Salis (2010: 217) heraus und führt weiter aus, dass Babys, deren Bedürfnisse befriedigt werden, ein größeres Urvertrauen haben und früher selbstständig werden. Salis führt eine Untersuchung an, welche bestätigt, dass Babys, die viel getragen werden, signifikant weniger schreien als diejenigen, die seltener getragen oder die erst hochgenommen werden, wenn sie bereits mit dem Schreien begonnen haben (Salis 2010: 217).

Renz-Polster (2018: 4) legt dar, vieles spreche dafür, dass das Getragen-Werden für Säuglingen eine medizinisch unbedenkliche Form des Transportes ist, welche die Entwicklung des Kindes fördern und die Eltern-Kind-Kommunikation unterstützen kann (Renz-Polster 2018: 4).

Zur Untermauerung dieser Thesen führt Renz-Polster (2018: 3) eine Untersuchung an: "Die Forscher (Anisfeld, Anm. der Autorin) untersuchten zwei Gruppen von sozial belasteten Müttern und deren Säuglingen ab der Geburt. Die eine Gruppe erhielt gängige Kindersitze, die andere Tragesäcke, die sie täglich verwenden sollten. Das ganz erste Lebensjahr über wurden die Kinder regelmäßig untersucht und auch die Mutter-Kind-Interaktion beobachtet. Dabei zeigte sich, dass die Mütter, die ihre Säuglinge trugen, schon nach wenigen Monaten sensibler mit ihren Kindern umgingen. Nach einem Jahr wurde bei 83% der "Tragekinder" eine sichere Bindung zur Mutter festgestellt - unter den Nicht-Getragenen wiesen nur 38% eine sichere Bindung auf." (Renz-Polster 2018: 3)

## 3.2 Sichere Bindung – Stärkung für das ganze Leben

Das Tragen eines Kindes stelle eine wichtige Bewegungsinteraktion dar, die neben einem sozialen Effekt (Bindung) auch entwicklungs- und lernfördernd gestaltet werden kann, wird von Amstutz-Sandhofer (2017: 17) herausgestellt und auch Renz-Polster (2010a: 2) betont, dass die Rolle körperlicher Nähe gar nicht überschätzt werden kann. Denn es wird immer deutlicher, dass körperliche Nähe die besten Bedingungen für das Abrufen intuitiver Elternkompetenz schafft und Feinfühligkeit sowie Bindung stärkt (Renz-Polster 2010a: 2).

Salis (2010: 217f) führt an, dass Körperkontakt ein lebenswichtiges Grundbedürfnis des Menschen ist, ebenso wie Essen, Trinken und Schlafen. Allerdings werden die Folgen des Nicht-Befriedigens dieses Bedürfnisses nach Körperkontakt nicht unmittelbar sichtbar. Außerdem ist unbestritten, dass das Tragen die Mutter-Kind-Bindung fördert (Salis 2010: 217f). Renz-Polster (2016: 28ff) gibt zu bedenken, dass das Baby zunächst nur körperlich Sicherheit erfahren kann, durch Berührungen und Gerüche, durch sinnliche Erfahrungen. Die Nähe scheint aber nicht nur dem Körper gut zu tun, sondern auch der Seele. Babys, die verlässlich getröstet werden, schreien später nicht mehr, sondern weniger als solche, die warten mussten, also deren Schreien nicht zeitnah beantwortet wurde. Außerdem stellt er fest, dass Säuglinge, die regelmäßig am Körper getragen werden, ausgeglichener sind. (Renz-Polster 2016: 28ff).

# 4 Einfluss auf körperliche Entwicklung

## 4.1 Hüftdysplasie-Prophylaxe

Kirkilionis (2013:42) beschreibt die Hüftdysplasie (HD) als häufigste orthopädische Erkrankung beim Säugling. Durch die in der Regel angewandte Therapie mit Schienen, Spreizhosen oder sogar Eingipsen der Beine sind die Kinder in der Bewegung stark eingeschränkt. Die körperliche Zuwendung zum Kind und das Handling im Alltag wird für die Eltern umständlich (Kirkilionis 2013: 42).

Verband man früher das Auftreten von Hüftluxationen mit dem Beginn des Laufens, geht man heute davon aus, dass diese bereits kurz nach der Geburt entstehen (Fettweis 2010: 54). Werden die Beine des Säuglings zu schnell aus der natürlichen gebeugten Haltung in eine gestreckte Lage gebracht, führt dies zu einer ungenügenden Ausformung des noch unreifen Hüftkopf-Hüftpfanne-Systems (Fettweis 2010: 54f). Kirkilionis (2013: 46f) erwähnt in diesem Zusammenhang, dass bei Kulturen, in denen die Kinder mit gestreckten Beine ohne Bewegungsfreiheit versorgt wurden, mehr Fälle von HD auftraten als in Kulturen, in denen die Säuglinge üblicherweise auf dem Rücken getragen wurden. Es gab amerikanische Ureinwohner, die ihre Säuglinge auf sogenannten „Cradle Boards" fixierten und eine HD Inzidenz von 12,3% hatten. Nach Abschaffung des Tragens und Wiegens in dieser Haltung ging die HD Rate auf 1,2% zurück. Ebenso stellte der japanische Arzt S. Nagura 1940 fest, dass die Anpassung an europäische Bräuche und damit ein Nachlassen des Tragens der Kinder auf dem Rücken mit einem Anstieg an HD Fällen einherging. Durch Aufforderung der Eltern, ihre Kinder wieder mehr zu tragen, kam es in vielen Fällen zu einer Besserung der Problematik (Kirkilionis 2013: 46f). en

Auch eine retrospektive Studie aus Malawi von Graham et al. (2015: 59f) geht von der Annahme aus, dass die niedrige Rate an HD dort auf das Tragen der Säuglinge auf dem Rücken zurückzuführen ist. Die Kinder werden dort meist ab einem Alter von ca. 2 Wochen bis zum Alter von 24 Monaten getragen. Die so erreichte Einstellung der Hüftgelenke entspricht der Haltung, die durch eine Pawlik Bandage (spezielle Schiene zur Therapie von HD) angestrebt wird (Graham et al. 2015: 59). Genetische Faktoren können durch diese Studie nicht ausgeschlossen werden, dennoch wird eine Prävention von HD durch das Tragen angenommen (Graham et al. 2015: 60).

Fettweis (2010: 55f) weist darauf hin, dass es wichtig ist, den Säugling in der erwähnten AHS zu tragen und erläutert diese. Beim Neugeborenen kann man von einer optimalen Haltung sprechen, wenn die Abspreizung ca. 40° und der Beugewinkel 110-120° erreicht. Diese Winkelangaben sind keine absoluten Werte sondern vom Alter des Kindes und auch der Statur des Tragenden abhängig (Fettweis 2010: 56). Als Anhaltspunkt gilt, dass die Knie des Säuglings sich auf seiner Nabelhöhe befinden sollen (Hartz et al. 2012: 55). Da die Haltung des Beckens von der des Rückens abhängig ist, muss dieser gebeugt, jedoch durch die Tragehilfe gut gestützt sein (Götz 2008: 49). Weiter ist zu beachten, dass das Tuch etwas proximal der Kniekehle endet, damit das Knie durch die Gesäßmuskulatur nicht gestreckt werden kann. Dennoch wird in dieser Haltung beim Anspannen der Gesäßmuskulatur der Hüftkopf immer wieder in der Pfanne zentriert und unterstützt durch hydrostatischen Druck die Umwandlung von Knorpel in Knochen (Fettweis 2010: 55).

## 4.2 Rückengesundheit

Sieht man einen Säugling in einem Tragetuch kann schnell der Eindruck entstehen, dass das korrekte Tragen für die Entwicklung eines gesunden Rückens nicht vorteilhaft sein kann. Kavruk (2010: 3ff) ist der Auswirkung des Tragens auf die Entwicklung von Haltungsschäden bei Untersuchungen für ihre Dissertation nachgegangen. Sie führt an, dass vor allem Kinder in ärmeren Gegenden oder bei noch traditionell lebenden Völkern mit oft recht einfachen Konstruktionen aus Stoff viele Stunden am Tag mit einem „Rundrücken" getragen werden. Wenn man sich jedoch Jugendliche und Erwachsene in diesen Kulturen anschaut, die offensichtlich rückengesund aufrecht gehen, liegt es nah zu vermuten, dass dies einer gesunden körperlichen Entwicklung nicht im Weg stehen kann (Kavruk 2010: 6). Denn gerade dort, wo auch körperliche Arbeit und Gesundheit zum Lebensunterhalt essentiell wichtig sind, wäre es fatal, wenn das Handling von Säuglingen und Kleinkindern die Voraussetzungen hierfür verschlechtern würde. Tragen ist dort oft die einzige praktikable Fortbewegungsmethode, wenn es nicht wie hier überall befestigte Straßen gibt und Frauen auf den Erhalt ihrer Arbeitsfähigkeit angewiesen sind (Kavruk 2010: 3).

Wehrstedt (2011: 254) erklärt, dass beim „Rundrücken" von getragenen Säuglingen zu bedenken ist, dass ein Baby mit einer „Totalkyphose" auf die Welt kommt. Diese für den Säugling natürliche Haltung sollte ihm beim Getragen werden auch weiter ermöglicht werden, da sich die Doppel-S-Form erst innerhalb des ersten Lebensjahres entwickelt (Wehrstedt 2011: 254). Durch das Beugen des Rückens (Flexionshaltung) wird dem Kind auch das Aufrichten des Beckens und damit die Einnahme der zuvor schon erwähnten ASH ermöglicht (Götz 2008: 49). Die Studie von Kavruk (2010: 91f) sucht gezielt nach einem Zusammenhang zwischen dem Tragen von Kleinkindern in Tragehilfen und dem Auftreten von Rückenpathologien und Haltungsanomalien bei Schulkindern. Die Studie wurde mithilfe einer klinisch-orthopädischen, sowie einer instrumentellen Untersuchung bei Schulkindern und anhand von Fragebögen bei den Eltern dieser Kinder durchgeführt. Es zeigte sich, dass es keinen Zusammenhang zwischen dem Tragen des Kindes als Säugling in einer

Tragevorrichtung und dem Auftreten von Haltungsauffälligkeiten oder pathologischen Veränderungen an der Wirbelsäule bei den untersuchten Schulanfängern gibt (Kavruk 2010: 91f). Kirkilionis (2013: 52ff) führt eine Langzeitstudie an, bei der die Tragegewohnheiten von 600 Eltern erfasst wurden. Auch bei Kindern, deren Eltern schon früh mit dem aufrechten Tragen ihrer Säuglinge begannen und die Kinder über längere Zeit trugen konnte kein Zusammenhang von vermehrt auftretenden Haltungs- oder Wirbelsäulenschädigungen später nachgewiesen werden (Kirkilionis 2013: 52ff).

## 4.3 Förderung der Entwicklung von Motorik und Sinnesorganen

Schon sehr früh in der Schwangerschaft wird beim Embryo das Gleichgewichtssystem und der Berührungssinn angelegt. Er kann sich ab der achten Schwangerschaftswoche aktiv bewegen (Hartz et al. 2012: 10). Weiter führen Götz (2008: 4) und Hartz et al. (2012: 10) an, dass Tast- und Gleichgewichtssinn eines Säuglings zum Geburtszeitpunkt am weitesten entwickelt bzw. voll funktionsfähig sind. Das Kind hat durch Sinnesreize schon intrauterin Erfahrungen gemacht (Hartz et al. 2012: 4). Neben diesen beiden Sinnen, werden beim Tragen auch das Hören, der Geruchsinn und das Sehen mit Eindrücken versorgt, das Tragen entspricht einer multisensorischen Stimulation (Kirkilionis, 2013: 60). Renz-Polster (2010b: 403) sieht beim Tragen eine beständige sensomotorische Stimulation, welche die Körperbeherrschung und Wahrnehmung fördert. Er vermutet, dies sei ein Grund, warum traditionell versorgte afrikanische und asiatische Säuglinge in ihrer motorischen Entwicklung europäischen Kindern voraus sind. Er vergleicht die Liegezeit eines wachen Säuglings in den USA (30%) mit denen eines Kindes bei den Kipsigis in Ostafrika (10%) und stellt die Vermutung an, dass wir durch unser Verhalten die Entwicklung der Kinder in der westlichen Welt eher behindern (Renz-Polster 2010b: 403). Nach den ersten Erfahrungen im Fruchtwasser werden die Bedingungen postpartal komplexer für den Säugling, wenn er sich in der Schwerkraft bewegt (Hartz et al. 2012: 10). Gerade hier ermöglicht das Tragen den Kindern sensomotorische Erfahrungen, die sie nur mit Hilfe ihrer eigenen sehr eingeschränkten Fähigkeiten nicht erlangen. Ihre eigene Aktivität wird unterstützt (Sinai 2011: 16). Es wird eine motorische Mitbeteiligung des Säuglings gefordert und diese unterstützt die Weiterentwicklung und Kooperation aller Sinnessysteme (Kirkilionis 2013: 72). Hartz et al. (2012: 10f) sagen: „Bewegung macht schlau", da durch die Erfahrung der Bewegung und hier besonders schaukelnder Bewegungsmuster, neuere und stärkere neuronale Verknüpfungen im Gehirn angelegt werden. Diese sind eine Voraussetzung für erfolgreiches Lernen (Hartz et al. 2012: 10f). Bei Götz (2008: 49f) wird die Forderung des Tast- und Gleichgewichtssinnes als Triebkraft beschrieben, die die weitere Entwicklung des Gehirns positiv beeinflusst (Götz 2008: 49f). Kavruk (2010: 5) erwähnt Studien, die auf eine Verbesserung der Kopfkontrolle beim Säugling durch das Tragen hinweisen (Kavruk 2010: 5).

# 5 Weitere Fakten

## 5.1 Kosten

Die Kosten für eine Tragehilfe im Vergleich zum Kinderwagen fallen deutlich pro Tragen aus. Ein Tragetuch kostet im Schnitt 80 - 100,- Euro, während man für einen guten, qualitativ hochwertigen Kinderwagen um die 600,- Euro (Stiftung Warentest Kinderwagen, 2017) ausgeben kann, zuzüglich weiterer Kosten für Zubehör wie Tragetasche, Sonnen-, Regen- und Insektenschutz. In beiden Fällen sind nach oben allerdings keine Grenzen gesetzt.

TABELLE 1: PREISVERGLEICH KINDERWAGEN, TRAGETUCH, TRAGE

| Kinderwagen, Grundmodell | Preis in € | Tragetuch/Trage | Preis in € |
| --- | --- | --- | --- |
| Britax Go Big | 800,- | Didymos | 90,- |
| ABC Design Condor 4 | 600,- | Hoppediz | 95,- |
| Moon Nuova City | 600,- | manduca | 90,- |
| Naturkind Varius Pro | 700,- | Marsupi | 50,- |
| Emmaljunga NXT 90 | 1200,- | Bondolino | 95,- |
| Teutonia beYou! | 950,- | Mei Tai | 45,- |

*(Quelle: eigene Internetrecherche, Durchschnittspreise Januar 2018)*

## 5.2 Sauerstoffversorgung

Götz (2008: 49) schreibt, dass viele Eltern eine Sauerstoffunterversorgung ihres Kindes beim Tragen befürchten, wenn Sie eng an der Brust in einer Trage oder im Tuch getragen werden (Götz 2008: 49). Hierzu gibt es eine Untersuchung von Stening et al. (2002: 882), bei welcher Kinder mit kontinuierlichem Monitoring während des Tragens im Tragetuch (senkrechte und waagerechte Position) und des Aufenthalts im Kinderwagen (Seitenlage) überwacht werden. Es werden Messungen alle 2 Sekunden über 20 Minuten in den drei Positionen durchgeführt. Aufgezeichnet werden Sauerstoffsättigung und Herzfrequenz. Zeitgleich erfolgt die regelmäßige Beurteilung der motorischen Aktivität des Kindes. Nach Stening et al. (2002: 882) kommt es während des Tragens im Tragetuch im Vergleich zur Beförderung im Kinderwagen zu einem Abfall der Sauerstoffsättigung um etwa 0,8-1%. Bei kardiorespiratorisch stabilen Kindern wird dies von den Untersuchern als klinisch nicht relevant erachtet (Stening et al. 2002: 882). Die restlichen Vitalparameter bleiben unverändert. Es wird darauf hingewiesen, dass bei frühen Frühgeborenen ein Tuch mit Vorsicht einzusetzen ist, bis diese Kinder den errechneten Geburtstermin erreicht haben, (Stening et al. 2002: 882).

## 5.3 Verwöhnen

Ein weiterer Punkt in der Beratung ist oft die Frage nach einem Verwöhnen des Säuglings. Renz-Polster (2011: 1) stellt fest, dass oft andere Menschen zur Stelle sind und warnen, die Kinder würden verwöhnt, wenn Eltern ihnen viel Nähe geben. Er wurde von einer Elternzeitschrift befragt, ob ein Kind nicht verwöhnt werden könnte, wenn es von den Eltern häufig ins Tragetuch genommen wird, oder nach Bedarf –auch nachts- gestillt würde. (Renz-Polster 2011:1). Weiterhin betont Renz-Polster (2011: 1), dass Kinder in Afrika fast dauernd getragen werden und es keinen Hinweis auf verwöhnte Kindern gibt. Ganz im Gegenteil werden die Kinder früh selbstständig, kommen mit dem Leben sehr gut klar und übernehmen auch als Jugendliche Aufgaben für die Familie. Diese Kinder und Jugendlichen sind trotz des vermeintlich verwöhnenden Umgangs in ihrem Lebensumfeld sozial kompetent (Renz-Polster 2011: 1).

Renz-Polster (2016: 33) weist weiter darauf hin, dass Menschenkinder in einer Beziehungsheimat leben wollen, diese brauchen sie, um sich mutig auf die Welt einlassen zu können. Er erklärt auch, dass diese Heimat entsteht, wenn Kinder die Erfahrung machen können, dass sie den Menschen, mit denen sie leben, etwas bedeuten und sich darauf in einer Notsituation verlassen können. Für ein Baby ist ein allein Liegen eine Notsituation. (Renz-Polster 2016: 33)

## 5.4 Umsetzen des Erlernten

Sinai (2011: 16) weist darauf hin, dass Tragen die Entwicklung des Lage-, Haltungs- und Bewegungsgefühls des Säuglings unterstützt und ihn zur Aktivität durch die Reaktion auf die Bewegung des Tragenden anhält. Dennoch soll ihm die Möglichkeit gegeben werden, die gemachten Erfahrungen seines Gleichgewichtssinns beim freien Bewegen in Rücken- und Bauchlage auszuprobieren (Sinai 2011: 16).

Dies sieht Bein-Wierzbinski (2011: 249) genauso. Sie schreibt, dass Kinder, wenn sie ausschließlich in einer Trage getragen werden, anstatt auch mit Händen/Armen gehalten zu werden, gewisse Körperspannungs-Haltungen nicht durchführen können und sich so nicht so gut auf das Drehen und alternierende Bewegungen vorbereiten. Dieses sind Voraussetzungen, die sie im Laufe ihrer Entwicklung zum Drehen, Krabbeln und Laufen brauchen. Sie zeigt gezielte Griffe, dargestellt in Abbildung 8, mit denen man die Bewegungsentwicklung von Kindern weiter fördern kann. Durch dieses Handling des Kindes lernt es besser mit seinem Gleichgewichtssinn umzugehen und sich seiner Lage im Raum anzupassen. (Bein-Wierzbinski, 2011: 249). Mit zunehmendem Alter werden die Kinder motorisch aktiver und ihrem zunehmendem Bewegungsdrang solle der entsprechende Freiraum gegeben werden (Fettweis 2010: 57).

**ABBILDUNG 8: FÖRDERNDE TRAGEGRIFFE**

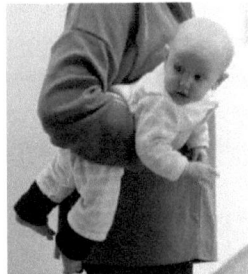 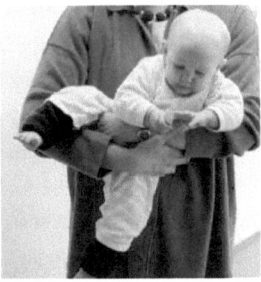 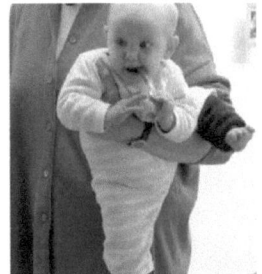

*(Quelle: Bein-Wierzbinski 2011: 250)*

# 6 Fazit

Auf Grund der recherchierten Literatur wird der Rückschluss gezogen, dass das Tragen von Kindern durch eine Bezugsperson sowohl in Hinblick auf die emotionale als auch körperliche Entwicklung zu empfehlen ist.

Kirkilionis (2013: 83) betont, dass regelmäßiges Tragen eines Kindes auch den Eltern hilft, eine sichere Bindung zum Kind aufzubauen. Weiterhin entwickeln diese dadurch ein gutes Gespür für die Bedürfnisse des Kindes (Kirkilionis 2013: 83). Vergleicht man den Kinderwagen und Tragen (Renz-Polster, 2010a: 6), so stellt das Getragen-Werden am Körper die weitaus reichhaltigere Alternative dar. Dadurch bewegt sich das Baby früh mit, benutzt seinen Halteapparat, seinen Gleichgewichtssinn und seine anderen Sinne. Es spürt seine Mutter, hört ihre Sprache, reagiert auf ihre Gefühle und tritt in einem geschützten Raum auch mit anderen Menschen in Beziehung (Renz-Polster 2010a: 6).

Zur körperlichen Entwicklung ist zu sagen, dass Tragen, wenn es korrekt durchgeführt wird, diese fördert. Der Mensch wird als Traglinge geboren (Hartz et al 2012: 8ff). Das Kind ist beim Tragen nicht passiv, sondern wird zu eigener Aktivität anregt (Sinai 2011:16) und Tragen trägt sowohl zur Prophylaxe (Graham et al. 2015: 60), als auch zur Unterstützung bei Reifungsverzögerungen im Hüftgelenk (Fettweis 2010: 54f; Hartz et al. 2012: 55) oder bei der Therapie von HD (Kirkilionis 2013: 47) bei. Auch die Bedenken der Eltern in Bezug auf die Rückengesundheit können mithilfe der gefundenen Literatur (Kavruk 2010; Kirkilionis 2013: 52) unter Berücksichtigung der Besonderheiten des Rückens bei Säuglingen (Wehrstedt 2011: 254) ausgeräumt werden.

Vielmehr trägt das Tragen eher zur Förderung der Eigenmotorik und der Entwicklung der Sinnesorgane und des Gehirns im Ganzen bei (Hartz et al. 2012: 10f). Die Kinder kommen mit weit entwickeltem Bewegungs- und Tastsinn auf die Welt (Götz 2008: 4) und das Tragen kann hier anknüpfen und durch die Stimulation dieser und anderer Sinne das Lernen unterstützten. „Bewegung macht schlau" um es mit den Worten von Hartz et al. (2012: 10f) zu sagen. Manche Eltern werden es als beruhigend empfinden, dass eine Studie bezüglich der Sauerstoffversorgung beim Tragen (Stening et al. 2002: 879ff) gezeigt hat, dass es beim Tragen nicht zu einem signifikant erhöhten Sauerstoffabfall bei reifen Kindern kommt im Vergleich zur Beförderung im Kinderwagen (Stening et al. 2002: 879ff).

Wichtig in der Beratung und Begleitung der Eltern ist es, diese dort abzuholen, wo sie stehen und nicht dogmatisch zu begleiten. Auch zum Thema Tragen lässt sich trotz aller positiver Eigenschaften festhalten, dass "Getragen werden weder eine unabdingbare Voraussetzung noch eine Garantie für eine gelungene Eltern-Kind-Bindung ist, wenn auch eine gute Vorgabe." (Kirkilionis 2013: 105). Es bleibt auch zu bedenken, dass die heutigen Eltern hierzulande zwar genetisch die Ausstattung unserer Jäger-und-Sammler-Vorfahren haben, aber körperlich oft wenig trainiert sind. Tragen von zunehmend schwerer werdenden Kindern kann dann schwerfallen (Renz-Polster 2010b: 460). Tragen kann auch negative Auswirkungen auf die Wirbelsäule oder Hüfte der tragenden Person haben, vor allem wenn Vorerkrankungen vorliegen (Fettweiß 2010: 57). Renz-Polster (2010b: 326) schreibt, dass Eltern keine Opferrolle einnehmen oder sich komplett selbst aufgeben sollen, eine körpernahe Versorgung aber in unserem modernen Leben durchaus auch ihre Vorteile haben kann (Renz-Polster 2010b: 326). Die grundlegende Frage wie Tragen sich auf die emotionale und körperliche Entwicklung von Säuglingen auswirkt kann fast uneingeschränkt mit dem Wort „positiv" beantwortet und genauso auch an besorgte Eltern weitervermittelt werden.

# Abbildungsverzeichnis

Abbildung 1: Korrekte Trageposition ............................................................................. 4
Abbildung 2: Tragen auf dem Unterarm ......................................................................... 5
Abbildung 3: Tragen auf dem Unterarm ......................................................................... 5
Abbildung 4: Tragen im gewebten Tuch ........................................................................ 6
Abbildung 5: Tragen im Jerseytuch ................................................................................ 6
Abbildung 6: Tragen mit Marsupitrage ........................................................................... 7
Abbildung 7: Tragen mit Manducatrage ......................................................................... 7
Abbildung 8: Fördernde Tragegriffe ............................................................................. 16

# Tabellenverzeichnis

Tabelle 1: Preisvergleich Kinderwagen, Tragetuch,Trage ................................................................14

# Literaturverzeichnis

Amstutz-Sandhofer, G. (2010): Der Mensch ein Tragling! Lebensqualität 4: 14-17.

Babymarkt (2018): Tragen mit Marsupitrage. Online verfügbar unter: http://www.babymarkt.de/marsupi-bauchtrage-s-m-breeze-hellgrau-a138607.html (abgerufen am 29.12.2107).

Bein-Wierzbinski, W. (2011): Die natürliche Bewegungsentwicklung unterstützen – von Geburt an, Die Hebamme 24 (4): 242–250.

Elternwissen (2018a): Tragen auf dem Unterarm. Online verfügbar unter: https://www.elternwissen.com/erziehung-entwicklung/baby-entwicklung/art/tipp/babyentwicklung-durch-gezielte-griffe-foerdern.html (abgerufen am 16.01.2108).

Elternwissen (2018b): Tragen mit Ein-Bein-Griff. Online verfügbar unter: https://www.elternwissen.com/erziehung-entwicklung/baby-entwicklung/art/tipp/babyentwicklung-durch-gezielte-griffe-foerdern.html (abgerufen am 16.01.218).

Fettweis, E. (2010): Über das Tragen von Babys und Kleinkindern in Tüchern oder Tragehilfen. Orthopädische Praxis 46 (2): 53–58.

Fontanel, B., Harcourt, C. (2008): Babys in den Kulturen der Welt. 2. Aufl. Hildesheim: Gerstenberg.

Götz, C. (2008): Der Frosch am Bauch. physiopraxis 6 (6): 48–50.

Graham, S. M., Manara, J., Chokotho, L. and Harrison, W. J. (2015): Back-carrying infants to prevent developmental hip dysplasia and its sequelae: is a new public health initiative needed? Journal of pediatric orthopedics 35 (1): 57–61.

Gresens, R. (2016): Intuitives Stillen. Dem eigenen Gefühl vertrauen, die Beziehung zum Baby stärken, einfach und entspannt. München: Kösel.

Hartz, S., Kienzle-Müller, B. and Höwer, U. (2012): Baby in Balance (eBook). München: GRÄFE UND UNZER Verlag GmbH.

Hoppediz (2017) Tragen im gewebten Tuch. Online verfügbar unter: https://www.hoppediz.de/de/gewebte-tragetuecher.html (abgerufen am 29.12.2017).

Hoppediz (2018): Tragezone: Klassisch gewebte Tragetücher, Produktinformation. Online verfügbar unter: https://www.hoppediz.de/de/gewebte-tragetuecher.html (abgerufen am 10.01.2018).

Je Porte Mon Bébé ©: Korrekte Tragehaltung. JPMB_ASHAusschnitt_kl_mit-Wirbelsäule.png. online verfügbar unter: http://blog.kumja.de/wp-content/uploads/2013/07/JPMB_ASHAusschnitt_kl_mit-Wirbelsa%CC%88ule.png (abgerufen am: 16.01.2018).

Kavruk, H. (2010): Der Einfluss des Tragens von Säuglingen und Kleinkindern in Tragehilfen auf die Entwicklung von Haltungsschäden im Schulkindalter: Untersuchungen mit der MediMouse®, Köln, Zentrum für Kinderheilkunde und Jugendmedizin der Universität zu Köln. Online verfügbar unter: https://d-nb.info/1000935817/34/ (abgerufen am: 23.11.2017).

Kirkilionis, E. (2008): Bindung stärkt: Emotionale Sicherheit für Ihr Kind - der beste Start ins Leben. München: Kösel.

Kirkilionis, E. (2013): Ein Baby will getragen sein: Alles über geeignete Tragehilfen und die Vorteile des Tragens. München: Kösel.

Manduca (2017): Tragen im Jerseytuch. Online verfügbar unter: https://manduca.de/de/babytragetuecher/manduca-sling?color=chili (abgerufen am 22.12.217).

Manduca (2018): Tragen mit Manducatrage. Online verfügbar unter: https://manduca.de/de/babytragen/bellybutton-by-manduca?color=BerryDots (abgerufen am 16.01.2108).

Marsupi (2018). Online verfügbar unter: http://www.marsupi.de/beschreibung.html (abgerufen am 29.12.2107).

Renz-Polster, H. (2010a): Was will das Kind, was braucht das Kind, wenn es frisch geschlüpft ist? Online verfügbar unter: http://www.kinder-verstehen.de/downloads.php (abgerufen am 11.01.2018).

Renz-Polster, H. (2010b): Kinder verstehen: Born to be wild: wie die Evolution unsere Kinder prägt. 3.Aufl. München: Kösel.

Renz-Polster, H. (2011): Wie verwöhnt man Kinder? Können Babys und Kinder zu viel Zuwendung bekommen? Online verfügbar unter: http://www.kinder-verstehen.de/downloads.php (abgerufen am 11.01.2018).

Renz-Polster, H. (2016): Menschenkinder, Artgerechte Erziehung – was unser Nachwuchs wirklich braucht. München: Kösel.

Renz-Polster, H. (2018): Tragen aus Kinderärztlicher Sicht. Online verfügbar unter: http://www.kinder-verstehen.de/downloads.php (abgerufen am 11.01.2018).

Salis, B., Edenhofer, I., Klein, M., Koschorz, C., Köster, H., Lohmann, S., Meissner, B., Schwarz, C., Stüwe, M. (2010): Das Neugeborene in der Hebammenpraxis. DHV Expertinnenwissen. 2. Aktualisierte Auflage, Stuttgart.

Sinai, A. (2011): Gut für Mutter und Kind: Körpernahes Tragen von Säuglingen. ergopraxis 3: 16-18.

Stening, W., Nitsch, P., Wassmer, G. and Roth, B. (2002): Cardiorespiratory Stability of Premature and Term Infants Carried in Infant Slings. Pediatrics 110 (5): 879–883.

Stiftung Warentest (2107): Kinderwagen Test 2017 der Stiftung Warentest. Online verfügbar unter: http://www.babyartikel.de/magazin/kinderwagen-test-2017-der-stiftung-warentest (abgerufen am 11.01.2018).

Uvnäs-Moberg, K. (2014): Oxytocin. The biological guide to motherhood. Amarillo, Texas: Praeclarus Press 85.

Wehrstedt, C. (2011): Kann exzessives Schreien durch Tragen beeinflusst werden? Die Hebamme 24 (4): 252–258.

# BEI GRIN MACHT SICH IHR WISSEN BEZAHLT

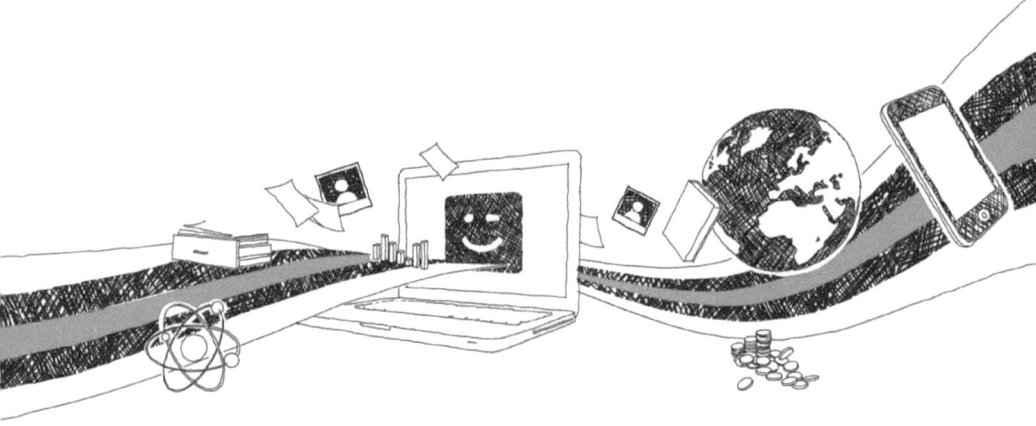

- Wir veröffentlichen Ihre Hausarbeit, Bachelor- und Masterarbeit

- Ihr eigenes eBook und Buch - weltweit in allen wichtigen Shops

- Verdienen Sie an jedem Verkauf

Jetzt bei www.GRIN.com hochladen und kostenlos publizieren

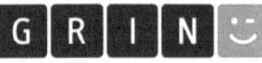